Ein Buch aus der

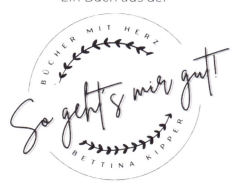

Reihe

Bettina Kipper / 2023

Copyright: © Bettina Kipper

Gestaltung und Layout: Bettina Kipper

Illustrationen: Various Artists Creativ Fabrica / Canva PRO licensed

Commercial use & Full POD usage allowed

Imprint: Independently published

Alle Rechte vorbehalten. Ohne ausdrückliche Genehmigung der Autorin ist es nicht gestattet, dieses Werk oder Teile daraus in irgendeiner Form zu vervielfältigen oder zu verbreiten.

WWW.SOGEHTSMIRGUT.DE

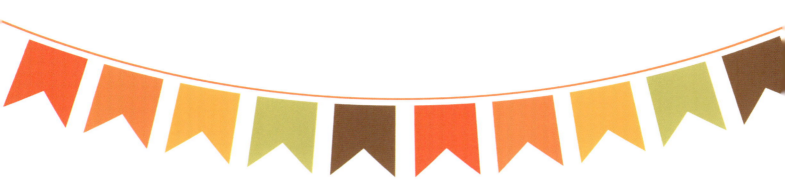

November

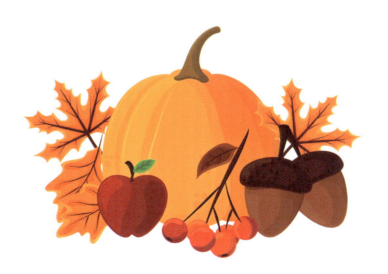

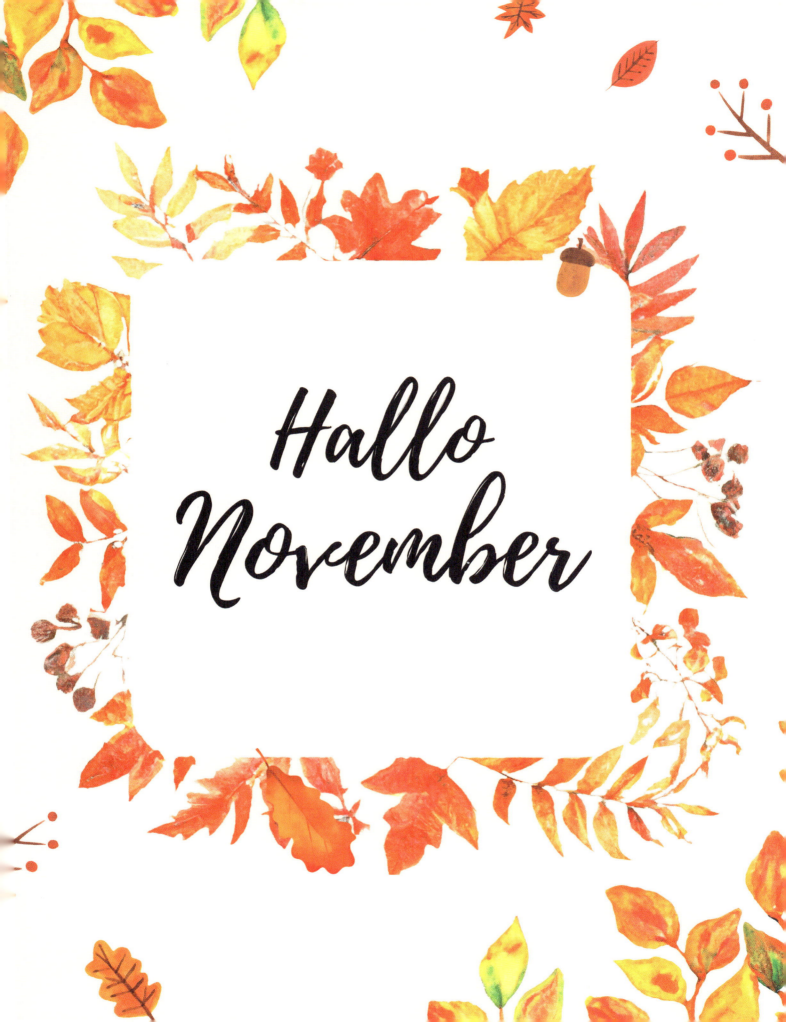

Der elfte Monat

Liebe Leserinnen und Leser,
schon ist es November, ein Jahr ist wieder schnell vergangen.

Der November, der elfte Monat, steht unter den Zeichen des beginnenden Winters, es wird kälter, oft auch nass und stürmisch und schön früh dunkel.

Auch St. Martin wird im November gefeiert mit bunten Laternen, Liedern und der Martinsgans.

Der November ist aber auch der Monat in dem wir der Toten gedenken. Keinen Angst dies soll jetzt kein trauriges Heft werden, aber auch das gehört zu unserem Leben und soll nicht ganz vergessen werden.

Machen Sie sich den November gemütlich, wenn es draußen regnet und stürmt. Setzten Sie sich aufs Sofa mit einem schönen Tee und genießen Sie dieses Heft.

Bettina Kipper

November
Erlebnisliste

- [ ] einen Spaziergang machen
- [ ] Kastanien oder Nüsse sammeln
- [ ] einen gemütlichen Teenachmittag genießen
- [ ] einen Alten Freund oder Freundin anrufen
- [ ] Kürbissuppe essen
- [ ] eine Laterne basteln
- [ ] ein Martinslied singen
- [ ] dem Regen zuschauen
- [ ]
- [ ]
- [ ]

Ein paar Fakten zum November:

Der November ist der elfte Monat des Jahres im gregorianischen Kalender. Er hat 30 Tage. Der November beginnt mit demselben Wochentag wie der März.

Im römischen Kalender war der November ursprünglich der neunte Monat (lat. novem = neun).
In einer frühen Version des römischen Kalenders stand der November nämlich noch an neunter Stelle: Januar und Februar gab es damals noch nicht, das Jahr fing mit dem März an.

Berühmte Persönlichkeiten die im November Geburtstag haben:

- 08.11. ALAIN DELON
- 10.11. FRIEDRICH SCHILLER
- 11.11. LEONARDO DICAPRIO
- 12.11. LORIOT
- 12.11. GRACE KELLY
- 14.11. ASTRID LINDGREN
- 26.11. TINA TURNER
- 30.11. MARK TWAIN

Bauernregel im November:

Bringt der November Morgenrot, der Aussaat dann viel Schaden droht.

Herbst Alphabet

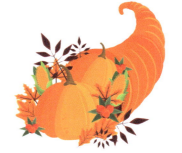

Finden Sie zu jedem Buchstaben im Alphabet ein Wort zum Thema Herbst oder November?

A _____
B _____
C _____
D _____
E _____
F _____
G _____
H _____
I _____
J _____
K _____
L _____
M _____

N _____
O _____
P _____
Q _____
R _____
S _____
T _____
U _____
V _____
W _____
X _____
Y _____
Z _____

November

Solchen Monat muss man loben:
Keiner kann wie dieser toben,
Keiner so verdrießlich sein
Und so ohne Sonnenschein!
Keiner so in Wolken maulen,
Keiner so mit Sturmwind graulen!
Und wie nass er alles macht!
Ja, es ist 'ne wahre Pracht.

Seht das schöne Schlackerwetter!
Und die armen welken Blätter,
Wie sie tanzen in dem Wind
Und so ganz verloren sind!
Wie der Sturm sie jagt und zwirbelt
Und sie durcheinanderwirbelt
Und sie hetzt ohn' Unterlass:
Ja, das ist Novemberspaß!

Und die Scheiben, wie sie rinnen!
Und die Wolken, wie sie spinnen
Ihren feuchten Himmelstau
Ur und ewig, trüb und grau!
Auf dem Dach die Regentropfen:
Wie sie pochen, wie sie klopfen!
Schimmernd hängt's an jedem Zweig,
Einer dicken Träne gleich.

O, wie ist der Mann zu loben,
Der solch' unvernünft'ges Toben
Schon im Voraus hat bedacht
Und die Häuser hohl gemacht!
So, dass wir im Trocknen hausen
Und mit stillvergnügtem Grausen
Und in wohlgeborgner Ruh
Solchem Gräuel schauen zu!

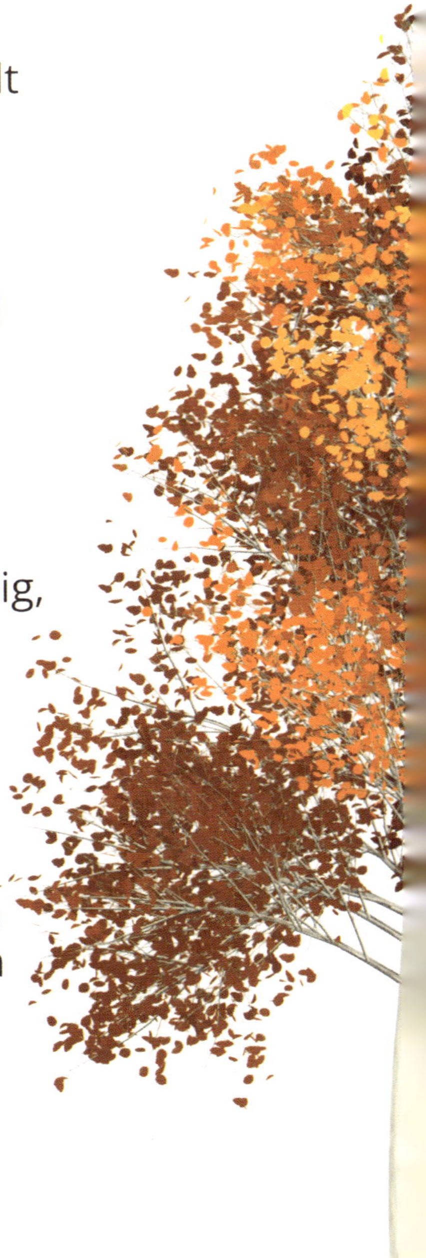

Heinrich Seidel . 1842-1906

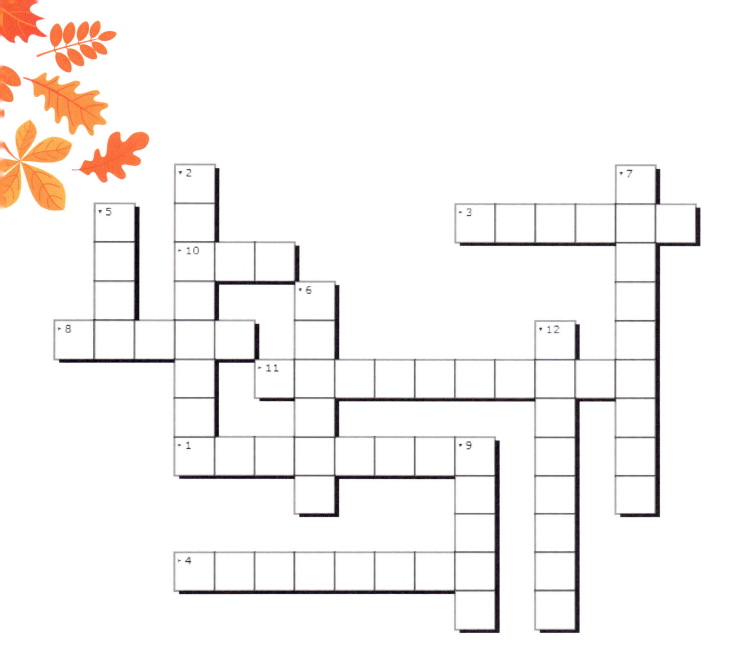

1. Der elfte Monat
2. Was tragen die Kinder beim Martinsumzug
3. Die Tage im November werden
4. außen stachelig, innen braun, fällt vom Baum
5. viele Farben
6. Süßes Backwerk
7. schwer zu finden
8. heftiger Wind
9. nass von oben

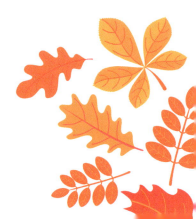

Die Geschichte vom heiligen Martin,

haben wir alle schon als Kinder gehört. Martin der ein Soldat war, ritt eines Abends zurück in seine Heimatstadt.
Vor dem Stadttor saß ein Bettler im Schnee und fror.

Die Menschen eilten an dem Bettler vorbei und beachteten ihn gar nicht. Doch Martin zügelte sein Pferd, hielt an und da es selbst nichts bei sich hatte, als das was er auf dem Leib trug, beschloss er, dem frierenden Bettler, die Hälfte seines Mantels zu geben.

Er zerteilte den Mantel mit seinem Schwert und reichte dem Bettler eine Hälfte.

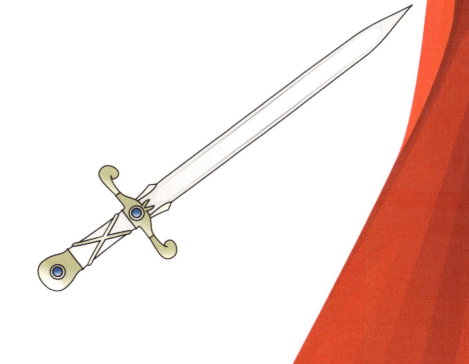

Sankt Martin, Sankt Martin,
Sankt Martin ritt durch Schnee und Wind,
sein Roß das trug ihn fort geschwind.
Sankt Martin ritt mit leichtem Mut:
sein Mantel deckt' ihn warm und gut.

Im Schnee saß, im Schnee saß,
im Schnee da saß ein armer Mann,
hatt' Kleider nicht, hatt' Lumpen an.
"O helft mir doch in meiner Not,
sonst ist der bittre Frost mein Tod!"

Sankt Martin, Sankt Martin,
Sankt Martin zog die Zügel an,
sein Roß stand still beim armen Mann,
Sankt Martin mit dem Schwerte teilt'
den warmen Mantel unverweilt.

Sankt Martin, Sankt Martin
Sankt Martin gab den halben still,
der Bettler rasch ihm danken will.
Sankt Martin aber ritt in Eil'
hinweg mit seinem Mantelteil.

Sankt Martin, Sankt Martin,
Sankt Martin legt sich müd' zur Ruh
da tritt im Traum der Herr dazu.
Er trägt des Mantels Stück als Kleid
sein Antlitz strahlet Lieblichkeit.

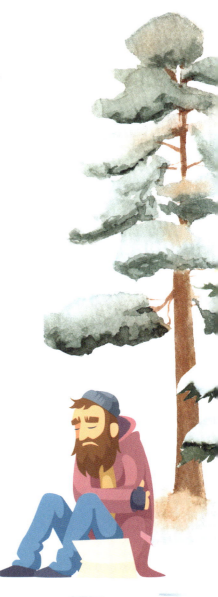

Der Brauch, Martinsgänse zu verzehren, ist schon alt: Einst war der 11. November der letzte Tag im Wirtschaftsjahr und zugleich der letzte Tag vor einer sechswöchigen vorweihnachtlichen Fastenzeit.
Das war für die Menschen ein guter Grund ein Festmahl zu feiern.

Der Sage nach müssen die Gänse für den Verrat ihrer gackernden Vorfahren büßen.

Als Martin nicht zum Bischof gewählt werden wollte, versteckte er sich in einem Gänsestall. Das Geschnatter der Gänse verriet ihn aber und er wurde schnell gefunden.
So landen am Martinstag am 11. November immer noch viele der gefiederten "Verräter" im Bräter.

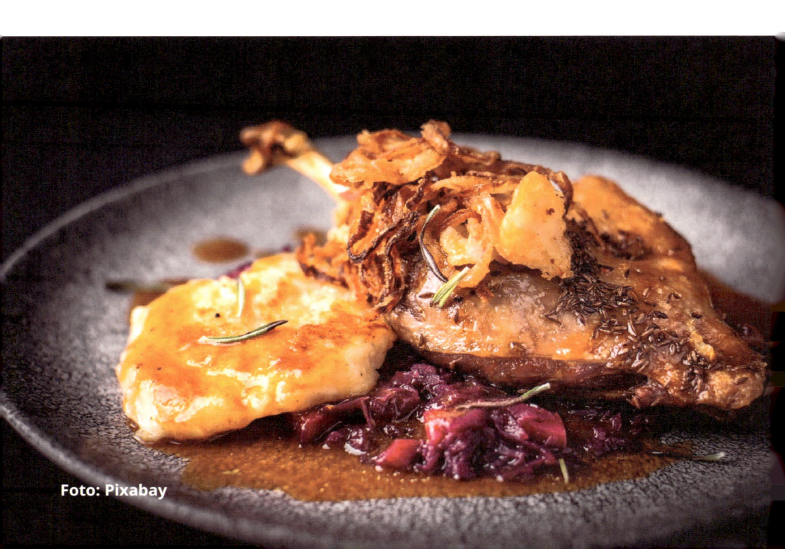

Foto: Pixabay

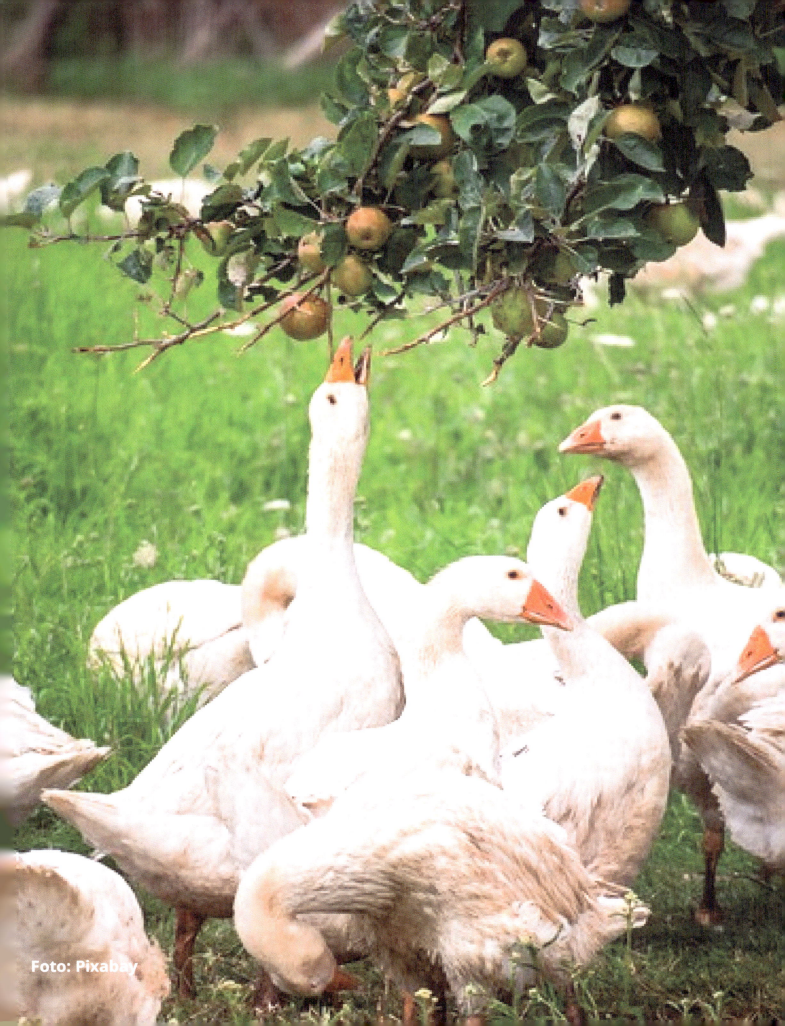
Foto: Pixabay

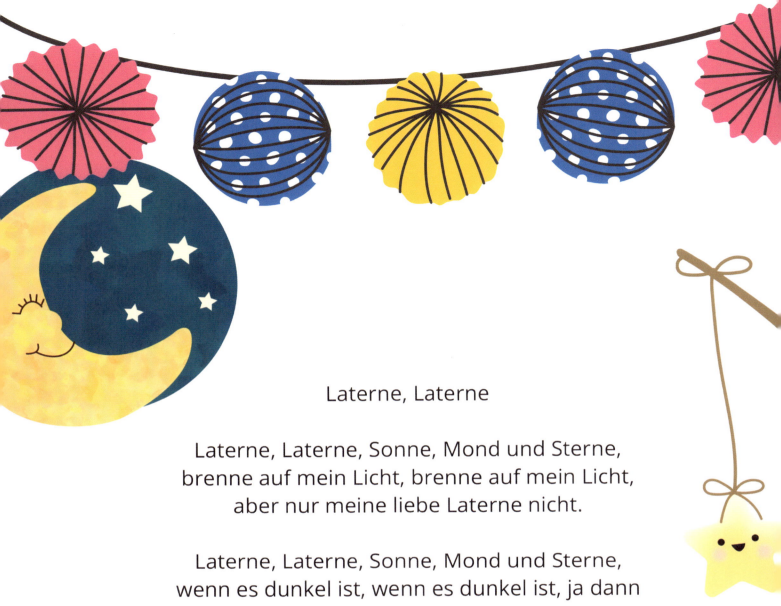

Laterne, Laterne

Laterne, Laterne, Sonne, Mond und Sterne,
brenne auf mein Licht, brenne auf mein Licht,
aber nur meine liebe Laterne nicht.

Laterne, Laterne, Sonne, Mond und Sterne,
wenn es dunkel ist, wenn es dunkel ist, ja dann
seht ihr erst wie schön das ist.

Laterne, Laterne, Sonne, Mond und Sterne,
geh nicht aus mein Licht, geh nicht aus mein
Licht, denn ich will es sehen, dein Angesicht.

Laterne, Laterne, Sonne, Mond und Sterne,
und dein heller Schein, und dein heller Schein,
ja der soll für immer bei uns sein.

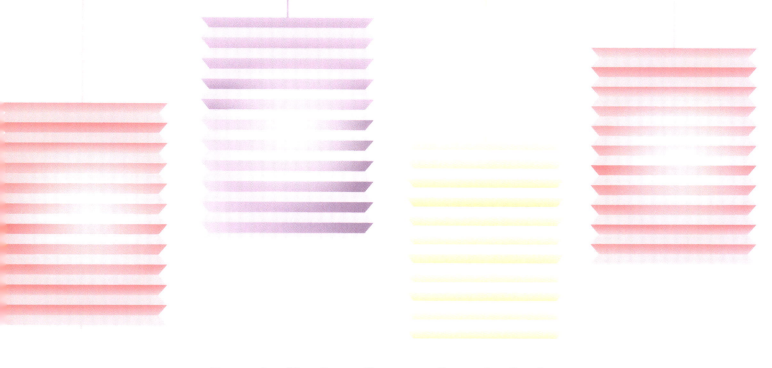

Durch die Straßen auf und nieder

Durch die Straßen auf und nieder
leuchten die Laternen wieder
rote, gelbe, grüne, blaue,
lieber Martin komm und schaue!

Wie die Blumen in dem Garten,
blühn Laternen aller Arten:
rote, gelbe, grüne, blaue,
lieber Martin, komm und schaue!

Und wir gehen lange Strecken,
mit Laternen an den Stecken:
rote, gelbe, grüne, blaue,
lieber Martin komm und schaue!

Ich gehe mit meiner Laterne

Ich geh' mit meiner Laterne und meine Laterne mit mir. Da oben leuchten die Sterne, hier unten leuchten wir. Mein Licht ist aus, ich geh nach Haus. Rabimmel, Rabammel, Rabumm. Der Hahn, der kräht, die Katz' miaut, Rabimmel, Rabammel, Rabumm.

Ich geh' mit meiner Laterne und meine Laterne mit mir. Da oben leuchten die Sterne, hier unten leuchten wir. Mein Licht ist an, ich geh voran. Rabimmel, Rabammel, Rabumm. Mein Licht ist schön, könnt ihr es sehn? Rabimmel, Rabammel, Rabumm.

Ich geh' mit meiner Laterne und meine Laterne mit mir. Da oben leuchten die Sterne, hier unten leuchten wir. Ich trag mein Licht, ich fürcht mich nicht. Rabimmel, Rabammel, Rabumm. Sankt Martin hier, wir leuchten dir. Rabimmel, Rabammel, Rabumm.

Ich geh' mit meiner Laterne und meine Laterne mit mir. Da oben leuchten die Sterne, hier unten leuchten wir. Wie schön das klingt, wenn jeder singt. Rabimmel, Rabammel, Rabumm. Mein Licht geht aus, wir gehn nach Haus. Rabimmel, Rabammel, Rabumm.

Sankt Martin Suchsel

Finde die versteckten Wörter und kreise sie ein!

K	D	Y	C	D	S	V	E	S	Z	F	T	A	M	O	G	T	V	U	J
F	K	O	A	S	E	S	P	C	E	D	Z	R	A	F	E	K	H	B	Q
X	C	K	C	K	N	I	D	H	R	O	D	C	N	F	D	E	E	I	T
K	L	O	S	T	E	R	K	W	I	H	R	D	N	I	E	B	I	S	V
V	D	T	Q	Q	U	H	Y	E	N	H	F	E	F	Z	N	E	L	C	V
S	R	M	U	B	X	D	L	R	N	T	T	V	M	I	K	T	I	H	N
O	O	V	A	M	R	F	U	T	E	C	R	O	I	E	E	T	G	O	A
H	S	T	R	A	ß	E	N	Q	R	G	ä	R	V	R	N	L	G	F	R
N	X	D	S	H	M	H	A	C	U	R	U	W	Z	Z	N	E	T	X	M
S	P	U	U	I	K	O	D	A	N	U	M	E	B	O	A	R	G	G	E
T	F	R	H	L	K	F	W	A	G	I	T	G	Q	M	J	O	A	U	N
L	E	H	O	F	U	F	R	O	R	N	E	G	E	T	Y	F	H	K	Y
I	R	B	U	S	D	F	ü	R	C	H	T	E	R	L	I	C	H	U	H
E	D	L	X	B	K	ü	M	M	E	R	T	E	X	R	G	Q	I	G	W
D	K	A	F	E	E	X	O	H	ä	L	F	T	E	J	W	A	O	C	A
E	A	T	Z	R	D	O	E	R	L	E	B	N	I	S	G	H	A	Y	B
R	Q	E	Z	E	Z	I	E	H	E	N	I	F	K	T	L	S	W	O	U
J	F	R	L	I	U	H	R	A	H	I	I	M	C	P	X	B	E	G	B
C	U	N	T	T	B	O	V	N	M	Y	Q	O	M	W	N	J	A	I	Y
R	K	E	X	A	C	I	U	D	V	D	V	Y	D	E	H	V	U	F	M

Diese Wörter sind versteckt:

VORWEG   PFERD   LATERNE   STRAßEN
FüRCHTERLICH   SCHWERT   ZIEHEN   BETTLER
MANN   SOHN   ERLEBNIS   TRäUMTE
ERINNERUNG   ARMEN   HäLFTE   GEDENKEN
LIEDER   OFFIZIER   FROR   KLOSTER
BISCHOF   HILFSBEREIT   KüMMERTE   HEILIG

Die Kinder wollen zum Laternenumzug.
Können Sie Ihnen den Weg zu den Laternen zeigen?

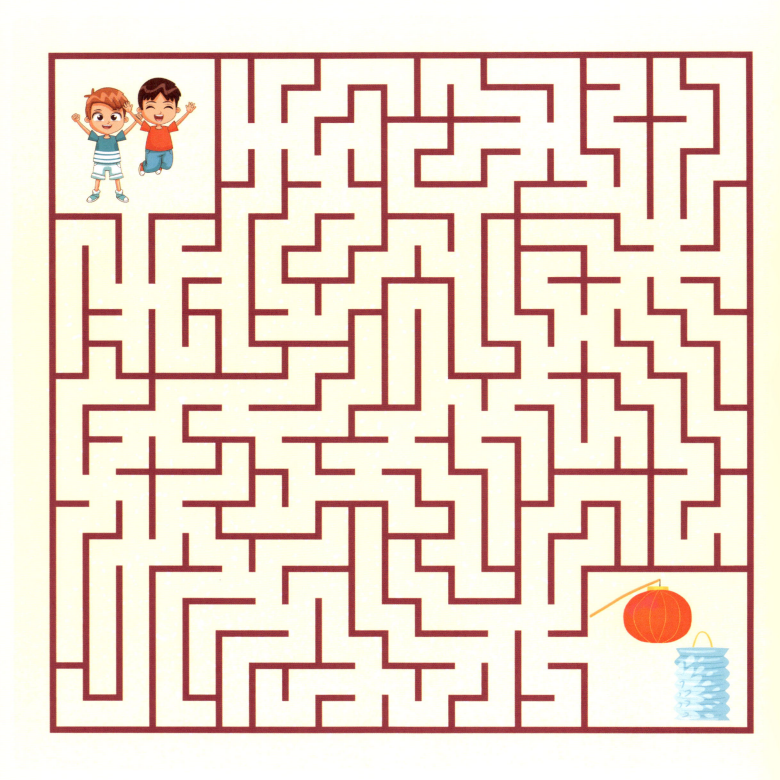

ERINNERUNGS-SCHNIPSEL

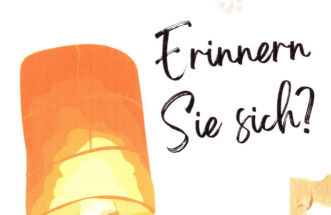

Anregung zum Gespräch:

Sind sie früher auch zum Martinsumzug gegangen?

Haben Sie einmal ein Martinsfeuer gesehen?

Gab es bei Ihnen Martinsgans am 11.11?

Oder hat bei Ihnen am 11.11. die Faschingssaison begonnen?

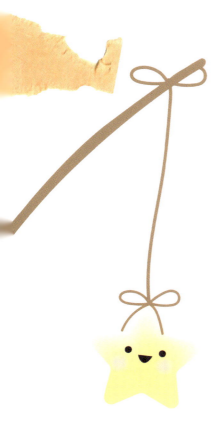

Was ist Ihre schönste St. Martins Erinnerung

November

BUCHSTABENSALAT

TEARLNE _____

ARMITN _____

EINKDR _____

MUGZU _____

RATBEN _____

AFCSNHIG _____

KRBISÜ _____

Hier ist etwas durcheinander geraten.
Ordnen Sie die Buchstaben neu und Sie erhalten
Begriffe zum November / Herbst

Sehnsucht nach dem Frühling

O wie ist es kalt geworden
und so traurig, öd' und leer!
Rauhe Winde wehn von Norden,
und die Sonne scheint nicht mehr.

Auf die Berge möcht' ich fliegen,
möchte sehn ein grünes Tal,
möcht' in Gras und Blumen liegen
und mich freun am Sonnenstrahl.

Möchte hören die Schalmeien
und der Herden Glockenklang,
möchte freuen mich im Freien
an der Vögel süßem Sang.

Schöner Frühling, komm doch wieder,
lieber Frühling, komm doch bald,
bring uns Blumen, Laub und Lieder,
schmücke wieder Feld und Wald!

August Heinrich Hoffmann von Fallersleben (1798 - 1874)

HERBST BLÄTTER

Nutzen Soe Hebstfarben um die Blätter anzumalen.

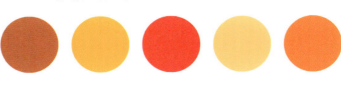

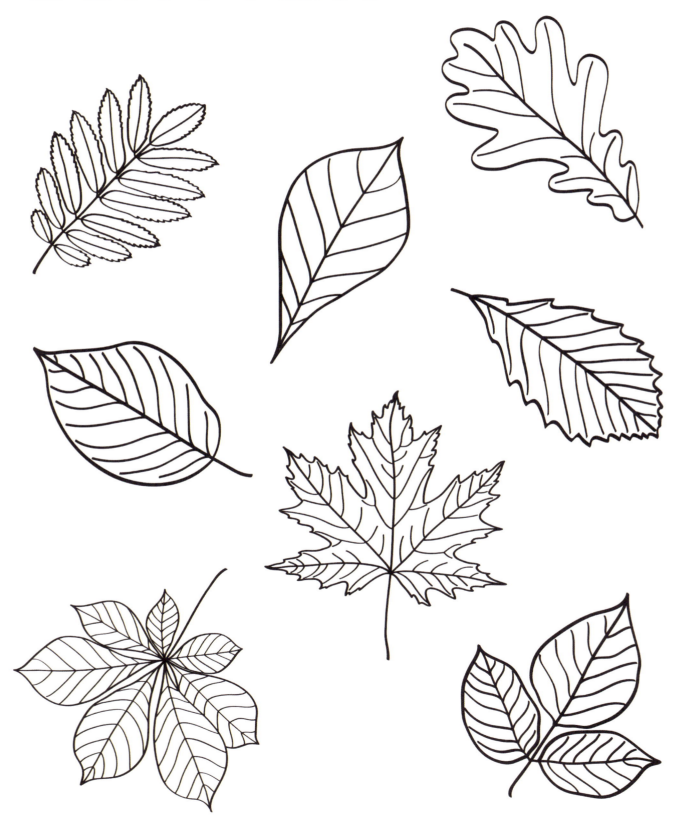

Können Sie das Quadrat mit den Formen ganz ausfüllen?

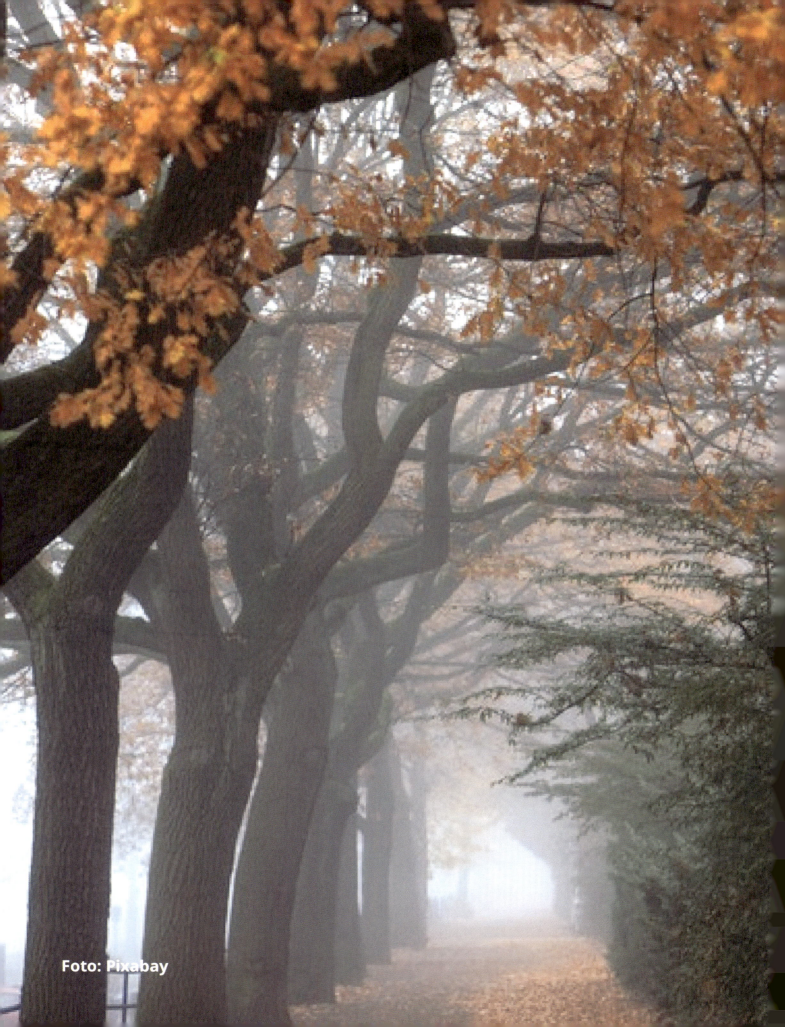
Foto: Pixabay

November

Trüber Himmel, raue Tage
Kommen sicher jedes Jahr;
Schwere Sorgen, harte Plage,
Jedes Leben bringt sie dar.
Doch bedenkt, die heitern Stunden
Hätten nie euch so beglückt,
Hättet ihr nicht überwunden,
Was in trüben euch bedrückt.

Heinrich Hoffmann . 1809-1894

HALLOWEEN

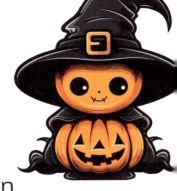

Das Halloween-Fest ist mittlerweile auch in Deutschland nicht mehr wegzudenken.

Mit Kürbis schnitzen, gruseligen Verkleidungen und von Tür zu Tür gehen um Süßigkeiten zu sammeln.

Doch woher kommt Halloween eigentlich?

Halloween kommt ursprünglich aus Irland.
Es geht zurück auf das keltische "Samhein", was das Ende des Sommer bedeutete.
Der Sommer war die Zeit des Lebens und der Winter die Zeit des Todes.

Wenn die Zeit von Sommer auf Winter wechselte, trafen sozusagen die Welt der Lebenden und die Welt der Toten dem Glauben nach aufeinander.

Ganz schön gruselig oder?

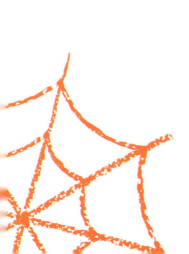
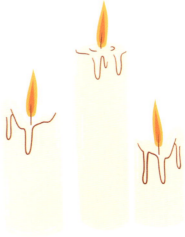

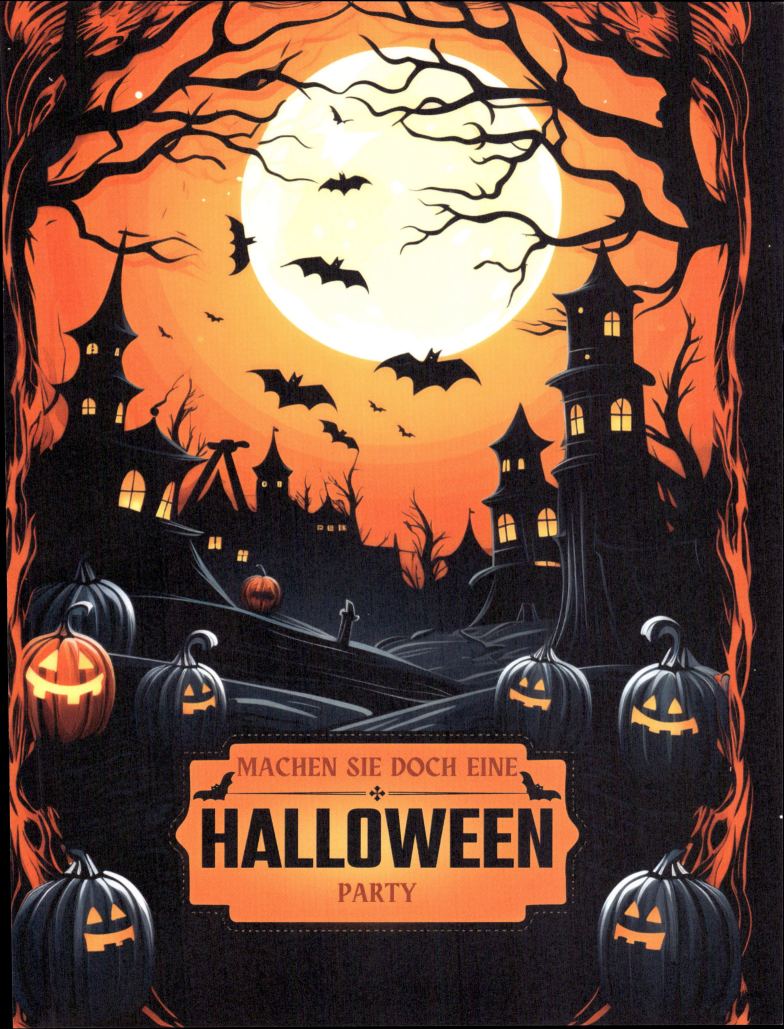

MIT GRUSELIGEN VERKLEIDUNGEN UND UNGEWÖHNLICHEN SPEISEN UND GETRÄNKEN

Grusel Punsch

0,5 l Apfelsaft
0,5 l Orangensaft
1 El Honig
1 Priese Vanillezucker
4 Gewürznelken
1 Tl Zimt

Alle Zutaten in einen Topf geben und erwärmen, nicht kochen.

in Gläser Gummiwürmer und Frösche füllen. (gibt es bei den Gummibärchen im Supermarkt)

Mit dem warmen Punsch auffüllen und schmecken lassen.

UND DAZU GIBT ES
Mumien Würstchen

Würstchen (so viele wie Gäste kommen)

fertiger Blätterteig, zum Beispiel gefroren

Den Blätterteig in dünne Streifen schneiden und rund um die Würstchen wickeln, bis das Würstchen wie eine kleine Mumie aussieht.
Für die Augen kleine Tupfer Mayonnaise und Mohnsamen oder Chiasamen für die Pupillen.

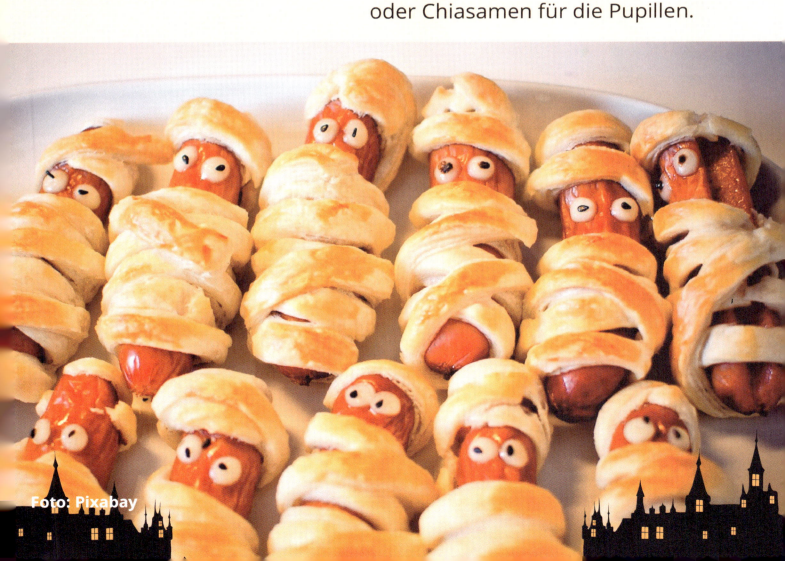

Foto: Pixabay

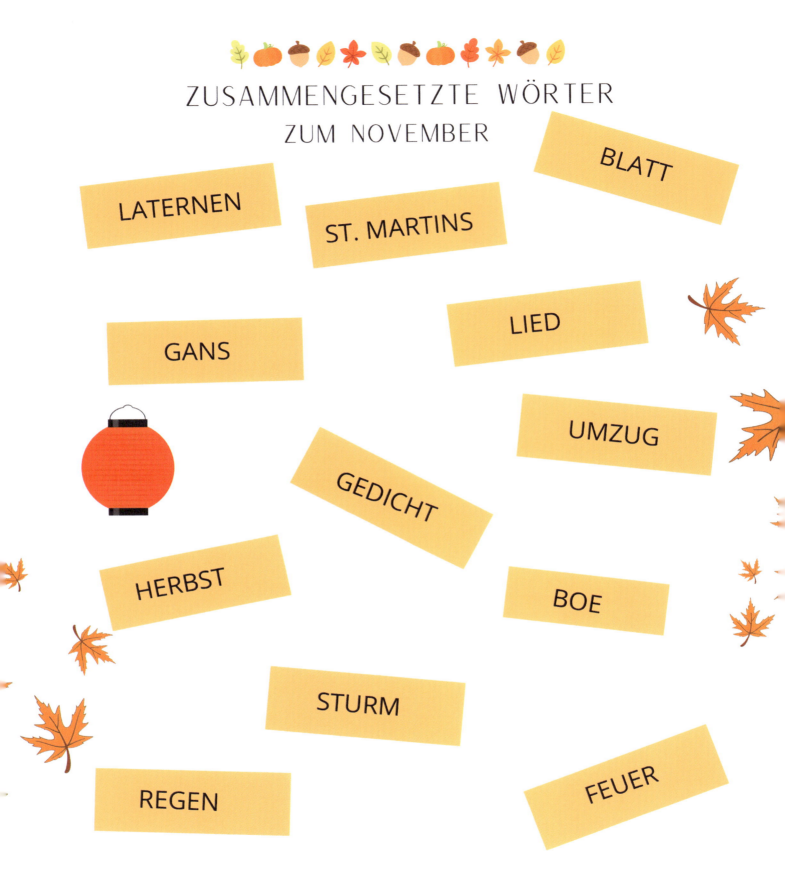

Wir zählen im Herbst

Wie viele der einzelnen Herbstdinge können sie jeweils finden?

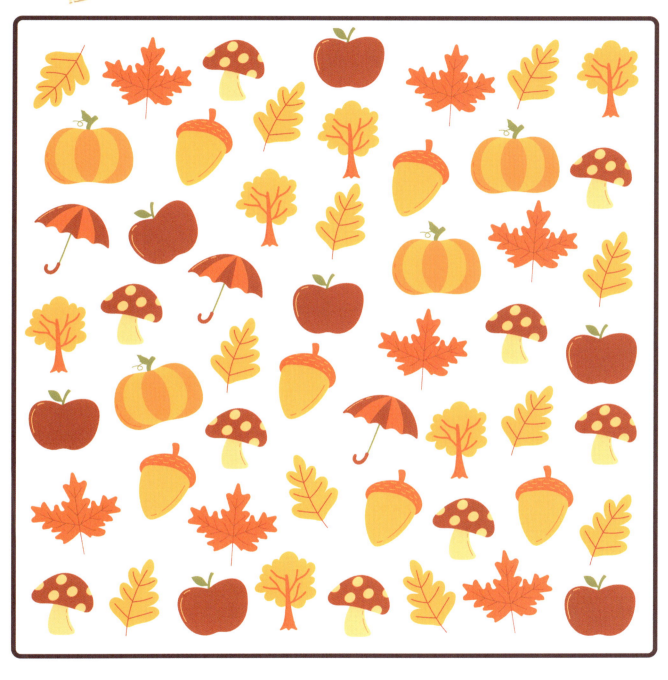

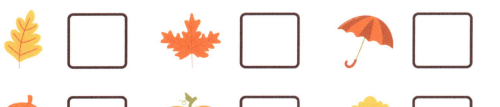

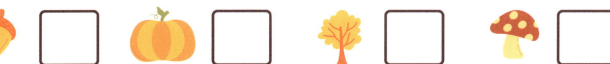

HÄNSEL UND GRETEL

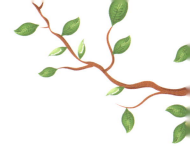

Vor einem großen Walde wohnte ein armer Holzhacker mit seiner Frau und seinen zwei Kindern; das Bübchen hieß Hänsel und das Mädchen Gretel. Er hatte wenig zu beißen und zu brechen, und einmal, als große Teuerung ins Land kam, konnte er auch das täglich Brot nicht mehr schaffen. Wie er sich nun Abends im Bett Gedanken machte und sich vor Sorgen herum wälzte, seufzte er und sprach zu seiner Frau: "Was soll aus uns werden? wie können wir unsere armen Kinder ernähren, da wir für uns selbst nichts mehr haben?" "Weißt du was, Mann", antwortete die Frau, "wir wollen Morgen in aller Frühe die Kinder hinaus in den Wald führen, wo er am dicksten ist: da machen wir ihnen ein Feuer an und geben jedem noch ein Stückchen Brot, dann gehen wir an unsere Arbeit und lassen sie allein. Sie finden den Weg nicht wieder nach Haus und wir sind sie los." "Nein, Frau," sagte der Mann, "das tue ich nicht; wie sollt ichs übers Herz bringen meine Kinder im Wald allein zu lassen, die wilden Tiere würden bald kommen und sie zerreißen." "O du Narr", sagte sie, "dann müssen wir alle viere Hungers sterben, du kannst nur die Bretter für die Särge hobeln," und ließ ihm keine Ruhe bis er einwilligte. "Aber die armen Kinder dauern mich doch" sagte der Mann.

 Die zwei Kinder hatten vor Hunger auch nicht einschlafen können und hatten gehört was die Stiefmutter zum Vater gesagt hatte. Gretel weinte bittere Tränen und sprach zu Hänsel: "Nun ists um uns geschehen." "Still, Gretel", sprach Hänsel, "gräme dich nicht, ich will uns schon helfen." Und als die Alten eingeschlafen waren, stand er auf, zog sein Röcklein an, machte die Untertüre auf und schlich sich hinaus. Da schien der Mond ganz helle, und die weißen Kieselsteine, die vor dem Haus lagen, glänzten wie lauter Batzen. Hänsel bückte sich und steckte so viel in sein Rocktäschlein, als nur hinein wollten. Dann ging er wieder zurück, sprach zu Gretel: "Sei getrost, liebes Schwesterchen und schlaf nur ruhig ein, Gott wird uns nicht verlassen," und legte sich wieder in sein Bett.

Als der Tag anbrach, noch ehe die Sonne aufgegangen war, kam schon die Frau und weckte die beiden Kinder, "steht auf, ihr Faulenzer, wir wollen in den Wald gehen und Holz holen." Dann gab sie jedem ein Stückchen Brot und sprach: "Da habt ihr etwas für den Mittag, aber eßts nicht vorher auf, weiter kriegt ihr nichts." Gretel nahm das Brot unter die Schürze, weil Hänsel die Steine in der Tasche hatte. Danach machten sie sich alle zusammen auf den Weg nach dem Wald. Als sie ein Weilchen gegangen waren, stand Hänsel still und guckte nach dem Haus zurück und tat das wieder und immer wieder. Der Vater sprach: "Hänsel, was guckst du da und bleibst zurück, hab Acht und vergiss deine Beine nicht." "Ach, Vater," sagte Hänsel, "ich sehe nach meinem weißen Kätzchen, das sitzt oben auf dem Dach und will mir Ade sagen". Die Frau sprach: "Narr, das ist dein Kätzchen nicht, das ist die Morgensonne, die auf den Schornstein scheint." Hänsel aber hatte nicht nach dem Kätzchen gesehen, sondern immer einen von den blanken Kieselsteinen aus seiner Tasche auf den Weg geworfen.

 Als sie mitten in den Wald gekommen waren, sprach der Vater: "Nun sammelt Holz, ihr Kinder, ich will ein Feuer anmachen, damit ihr nicht friert. Hänsel und Gretel trugen Reisig zusammen, einen kleinen Berg hoch. Das Reisig ward angezündet, und als die Flammen recht hoch brannte, sagte die Frau: "Nun legt euch ans Feuer, ihr Kinder und ruht euch aus, wir gehen in den Wald und hauen Holz. Wenn wir fertig sind, kommen wir wieder und holen euch ab." Hänsel und Gretel saßen am Feuer, und als der mittag kam, aß jedes sein Stückchen Brot.

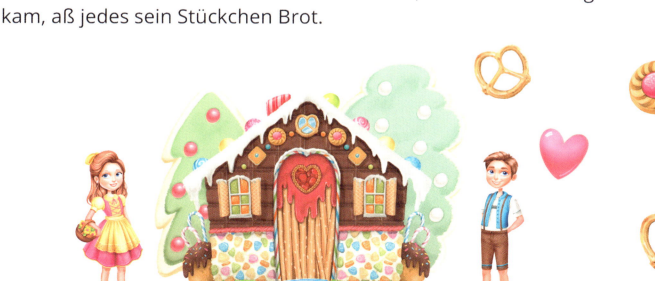

Und weil sie die Schläge der Holzaxt hörten, so glaubten sie ihr Vater wäre in der Nähe. Es war aber nicht die Holzaxt, es war ein Ast, den er an einen dürren Baum gebunden hatte und den der Wind hin und her schlug. Und als sie so lange gesessen hatten, fielen ihnen die Augen vor Müdigkeit zu, und sie schliefen fest ein. Als sie endlich erwachten, war es schon finstere Nacht. Gretel fing an zu weinen und sprach: "Wie sollen wir denn nun aus dem Wald kommen!" Hänsel aber tröstete sie, "wart nur ein Weilchen, bis der Mond aufgegangen ist, dann wollen wir den Weg schon finden." Und als der volle Mond aufgestiegen war, so nahm Hänsel sein Schwesterchen an der Hand und ging den Kieselsteinen nach, die schimmerten wie neu geschlagenen Batzen und zeigten ihnen den Weg. Sie gingen die ganze Nacht hindurch und kamen bei anbrechendem Tag wieder zu ihres Vaters Haus. Sie klopften an die Tür, und als die Frau aufmachte und sah dass es Hänsel und Gretel war, sprach sie: "Ihr bösen Kinder, was habt ihr so lange im Walde geschlafen, wir haben geglaubt ihr wolltete gar nicht wieder kommen." Der Vater aber freute sich, denn es war ihm zu Herzen gegangen, dass er sie so allein zurück gelassen hatte.

 Nicht lange danach war wieder Not in allen Ecken, und die Kinder hörten wie die Mutter Nachts im Bette zu dem Vater sprach: "Alles ist wieder aufgezehrt, wir haben noch einen halben Laib Brot, hernach hat das Lied ein Ende. Die Kinder müssen fort, wir wollen sie tiefer in den Wald hineinführen, damit sie den Weg nicht wieder heraus finden; es ist sonst keine Rettung für uns." Dem Mann fiels schwer aufs Herz und er dachte: "Es wäre besser, dass du den letzten Bissen mit deinen Kindern teiltest." Aber die Frau hörte auf nichts, was er sagte, schalt ihn und machte ihm Vorwürfe. Wer A sagt muss auch B sagen, und weil er das erste Mal nachgegeben hatte, so musste er es auch zum zweiten Mal. Die Kinder waren aber noch wach gewesen und hatten das Gespräch mit angehört. Als die Alten schliefen, stand Hänsel wieder auf, wollte hinaus und Kieselsteine auflesen, wie das vorigemal, aber die Frau hatte die Tür verschlossen, und Hänsel konnte nicht heraus. Aber er tröstete sein Schwesterchen und sprach: "Weine nicht, Gretelchen, und schlaf nur ruhig, der liebe Gott wird und schon helfen." Am frühen Morgen kam die Frau und holte die Kinder aus dem Bette. sie erhielten ihr Stückchen Brot, das war aber noch kleiner als das vorigemal. Auf dem Wege nach dem Wald bröckelte Hänsel es in der Tasche, stand oft still und warf ein Bröcklein auf die Erde.

"Hänsel, was stehst du und guckst dich um," fragte der Vater, "geh deiner Wege". "Ich sehe nach meinem Täubchen, das sitzt auf dem Dache und will mir Ade sagen", antwortete Hänsel. "Narr", sagte die Frau, "das ist dein Täubchen nicht, das ist die Morgensonne, die auf den Schornstein oben scheint." Hänsel aber warf nach und nach alle Bröcklein auf den Weg.

Die Frau führte die Kinder noch tiefer in den Wald, wo sie ihr Lebtag noch nicht gewesen waren. Da ward wieder ein großes Feuer angemacht, und die Mutter sagte: "Bleibt nur da sitzen, ihr Kinder, und wenn ihr müde seid, könnt ihr ein wenig schlafen; wir gehen in den Wald und hauen Holz, und Abends, wenn wir fertig sind, kommen wir und holen euch ab." Als es Mittag war, teilte Gretel ihr Brot mit Hänsel, der sein Stück auf den Weg gestreut hatte. Dann schliefen sie ein, und der Abend verging, aber niemand kam zu den armen Kindern. Sie erwachten erst in der finsteren Nacht, und Hänsel tröstete sein Schwesterchen und sagte: "Wart nur, Gretel, bis der Mond aufgeht, dann werden wir die Brotbröcklein sehen, die ich ausgestreut habe, die zeigen und den Weg nach Haus."

Als der Mond kam, machten sie sich auf, aber sie fanden kein Bröcklein mehr, denn die vielen Vögel, die im Wald und im Felde umher fliegen, die hatten sie weggepickt. Hänsel sagte zu Gretel: "Wir werden den Weg schon finden", aber sie fanden ihn nicht. Sie gingen die ganze Nacht und noch einen Tag von Morgen bis Abend, aber sie kamen aus dem Wald nicht heraus, und waren so hungrig, denn sie hatten nichts als die paar Beeren, die auf der Erde standen. Weil sie so müde waren, dass die Beine sie nicht mehr tragen wollten, so legten sie sich unter einen Baum und schliefen ein.

Nun ward schon der dritte Morgen, dass sie ihres Vaters Haus verlassen hatten. Sie fingen wieder an zu gehen, aber sie gerieten immer tiefer in den Wald und wenn nicht bald Hilfe kam, so mussten sie verschmachten. Als es Mittag war, sahen sie ein schönes schneeweißes Vöglein auf einem Ast sitzen, das sang so schön, dass sie stehen blieben und ihm zuhörten. Und als es fertig war, schwang es seine Flügel und flog vor ihnen her, und sie gingen ihm nach, bis sie zu einem Häuschen gelangten, auf dessen Dach es sich setzte, und als sie ganz nahe heran kamen, so sahen sie dass das Häuslein aus Brot gebaut war, und mit Kuchen gedeckt; aber die Fenster waren von hellem Zucker.

"Da wollen wir uns dran machen", sprach Hänsel, "und eine gesegnete Mahlzeit halten. Ich will ein Stück vom Dach essen, Gretel, du kannst vom Fenster essen, das schmeckt süß." Hänsel reichte in die Höhe und brach sich ein wenig vom Dach ab, um zu versuchen wie es schmeckte, und Gretel stellte sich an die Scheiben und knusperte daran. Da rief eine feine Stimme aus der Stube heraus:

"Knusper, knusper, knäuschen,
wer knuspert an meinem Häuschen?"
Die Kinder antworteten:
"Der Wind, der Wind,
das himmlische Kind",
und aßen weiter, ohne sich irre machen zu lassen. Hänsel, dem das Dach sehr gut schmeckte, riss sich ein großes Stück davon herunter, und Gretel stieß eine ganze runde Fensterscheibe heraus, setzte sich nieder, und tat sich wohl damit. Da ging auf einmal die Türe auf, und eine steinalte Frau, die sich auf eine Krücke stützte, kam herausgeschlichen. Hänsel und Gretel erschraken so gewaltig, dass sie fallen ließen, was sie in den Händen hielten. Die Alte aber wackelte mit dem Kopfe und sprach: "Ei, ihr lieben Kinder, wer hat euch hierher gebracht? kommt nur herein und bleibt bei mir, es geschieht euch kein Leid." Sie fasste beide an der Hand und führte sie in ihr Häuschen. Da ward gutes Essen aufgetragen, Milch und Pfannkuchen mit Zucker, Äpfel und Nüsse. Hernach wurden zwei schöne Bettlein weiß gedeckt, und Hänsel und Gretel legten sich hinein und meinten sie wären im Himmel.

Die Alte hatte sich nur so freundlich angestellt, sie war aber eine sehr böse Hexe, die den Kindern auflauerte, und hatte das Brothäuslein nur gebaut, um sie herbeizulocken. Wenn eins in ihre Gewalt kam, so machte sie es tot, kochte es und aß es, und das war ihr ein Festtag. Die Hexen haben rote Augen und können nicht weit sehen, aber sie haben eine feine Witterung, wie die Tiere, und merken es wenn Menschen heran kommen. Als Hänsel und Gretel in ihre Nähe kamen, da lachte sie boshaft und sprach höhnisch: "Die habe ich, die sollen mir nicht wieder entwischen." Früh Morgens, ehe die Kinder erwacht waren, stand sie schon auf, und als sie beide so lieblich ruhen sah, mit den vollen roten Backen, so murmelte sie vor sich hin.

"Das wird ein guter Bissen werden." Da packte sie Hänsel mit ihrer dürren Hand und trug ihn in einen Stall und sperrte ihn mit einer Gittertüre ein; er mochte schreien wie er wollte, es half ihm nichts. Dann ging sie zur Gretel, rüttelte sie wach und rief: "Steh auf, Faullenzerin, trag Wasser und koch deinem Bruder etwas gutes, der sitzt draußen im Stall und soll fett werden. Wenn er fett ist, so will ich ihn essen." Gretel fing an bitterlich zu weinen, aber es war alles vergeblich, sie musste tun was die böse Hexe verlangte.

Nun ward dem armen Hänsel das beste Essen gekocht, aber Gretel bekam nichts als Krebsschalen. Jeden Morgen schlich die Alte zu dem Ställchen und rief: "Hänsel streck deine Finger heraus, damit ich fühle, ob du bald fett bist." Hänsel streckte ihr aber ein Knöchlein heraus, und die Alte, die trübe Augen hatte, konnte es nicht sehen, und meinte es wären Hänsels Finger, und wunderte sich, dass er gar nicht fett werden wollte. Als vier Wochen herum waren und Hänsel immer mager blieb, da übernahm sie die Ungeduld, und sie wollte nicht länger warten. "Heda, Gretel," rief sie dem Mädchen zu, "sei flink und trag Wasser: Hänsel mag fett oder mager sein, morgen will ich ihn schlachten und kochen." Ach, wie jammerte das arme Schwesterchen, als es das Wasser tragen musste, und wie flossen ihm die Tränen über die Backen herunter! 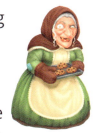 "Lieber Gott, hilf uns doch," rief sie aus, "hätten uns nur die wilden Tiere im Wald gefressen, so wären wir doch zusammen gestorben." "Spar nur dein Geplärre", sagte die Alte, "es hilft dir alles nichts."

Früh Morgens musste Gretel heraus, den Kessel mit Wasser aufhängen und Feuer anzünden. "Erst wollen wir backen" sagte die Alte, "ich habe den Backofen schon eingeheizt und den Teig geknetet." Sie stieß die arme Gretel hinaus zu dem Backofen, aus dem die Feuerflammen schon heraus schlugen. "Kriech hinein", sagte die Hexe, "und sieh zu ob recht eingeheizt ist, damit wir das Brot hineinschießen können." Und wenn Gretel darin war, wollte sie den Ofen zumachen, und Gretel sollte darin braten, und dann wollte sie sie auch aufessen. Aber Gretel merkte was sie im Sinn hatte und sprach: "Ich weiß nicht wie ich's machen soll, wie komm ich da hinein?" "Dumme Gans", sagte die Alte, "die Öffnung ist groß genug, siehst du wohl, ich könnte selbst hinein", krappelte heran und steckte den Kopf in den Backofen. Da gab ihr Gretel einen Stoß dass sie weit hinein fuhr, machte die eiserne Tür zu und schob den Riegel vor. Hu! da fing sie an zu heulen, ganz grauselich; aber Gretel lief fort, und die gottlose Hexe musste elendig verbrennen.

Gretel aber lief schnurstracks zum Hänsel, öffnete sein Ställchen und rief: "Hänsel, wir sind erlöst, die alte Hexe ist tot." Da sprang Hänsel heraus, wie ein Vogel aus dem Käfig, wenn ihm die Türe aufgemacht wird. Wie haben sie sich gefreut, sind sich um den Hals gefallen, sind herumgesprungen und haben sich geküsst! Und weil sie sich nicht mehr zu fürchten brauchten, so gingen sie in das Haus der Hexe hinein, da standen in allen Ecken Kasten mit Perlen und Edelsteinen. "Die sind noch besser als Kieselsteine" sagte Hänsel und steckte in seine Taschen was hinein wollte, und Gretel sagte: "Ich will auch etwas mit nach Haus bringen" und füllte sich sein Schürzchen voll. "Aber jetzt wollen wir fort," sagte Hänsel, "damit wir aus dem Hexenwald herauskommen." Als sie aber ein paar Stunden gegangen waren, gelangten sie an ein großes Wasser. "wir können nicht hinüber", sprach Hänsel, "ich sehe keinen Steg und keine Brücke". "Hier fährt auch kein Schiffchen", antwortete Gretel, "aber da schwimmt eine weiße Ente, wenn ich die bitte, so hilft sie uns hinüber." Da rief sie:

"Entchen, Entchen,
da steht Gretel und Hänsel.
Kein Steg und keine Brücke,
nimm uns auf deinen weißen Rücken."

Das Entchen kam auch heran, und Hänsel setzte sich auf und bat sein Schwesterchen sich zu ihm zu setzen. "Nein", antwortete Gretel, "es wird dem Entchen zu schwer, es soll uns nacheinander hinüber bringen." Das tat das gute Tierchen, und als sie glücklich drüben waren und ein Weilchen fortgingen, da kam ihnen der Wald immer bekannter und bekannter vor, und endlich erblickten sie von weitem ihres Vaters Haus. Da fingen sie an zu laufen, stürzten in die Stube hinein und filen ihrem Vater um den Hals. Der Mann hatte keine frohe Stunde gehabt, seitdem er die Kinder im Walde gelassen hatte, die Frau aber war gestorben. Gretel schüttete ihr Schürtzchen aus, dass die Perlen und Edelsteine in der Stube herumsprangen, und Hänsel warf eine Handvoll nach der andern aus seiner Tasche dazu. Da hatten alle Sorgen ein Ende, und sie lebten in lauter Freude zusammen. Mein Märchen ist aus, dort läuft eine Maus, wer sie fängt, darf sich eine große große Pelzkappe daraus machen.

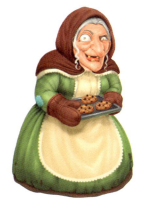
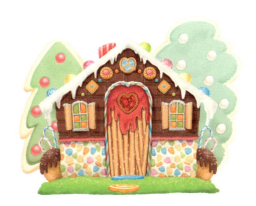

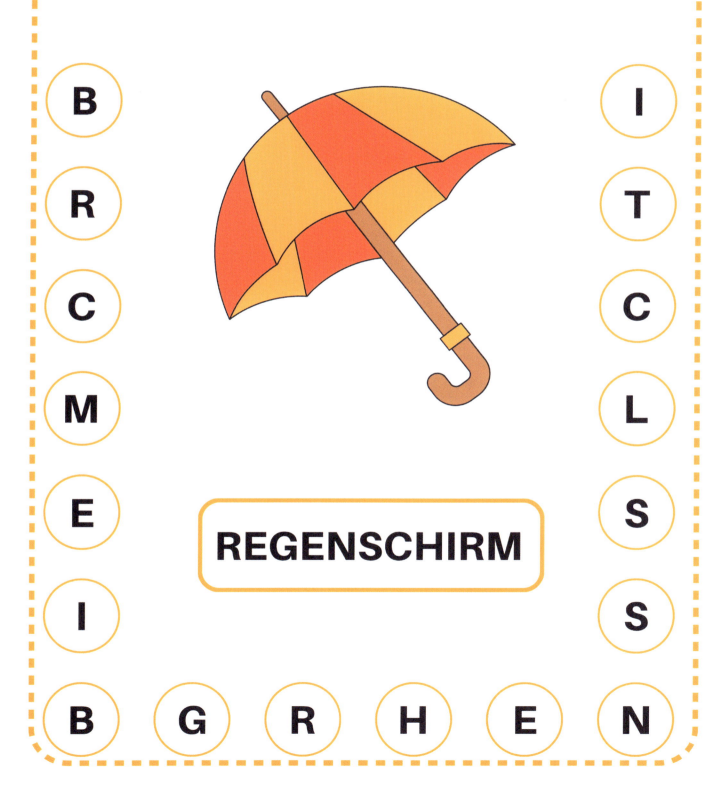

Herbst Muster

Was kommt als nächstes? Können Sie das Muster weitermachen?

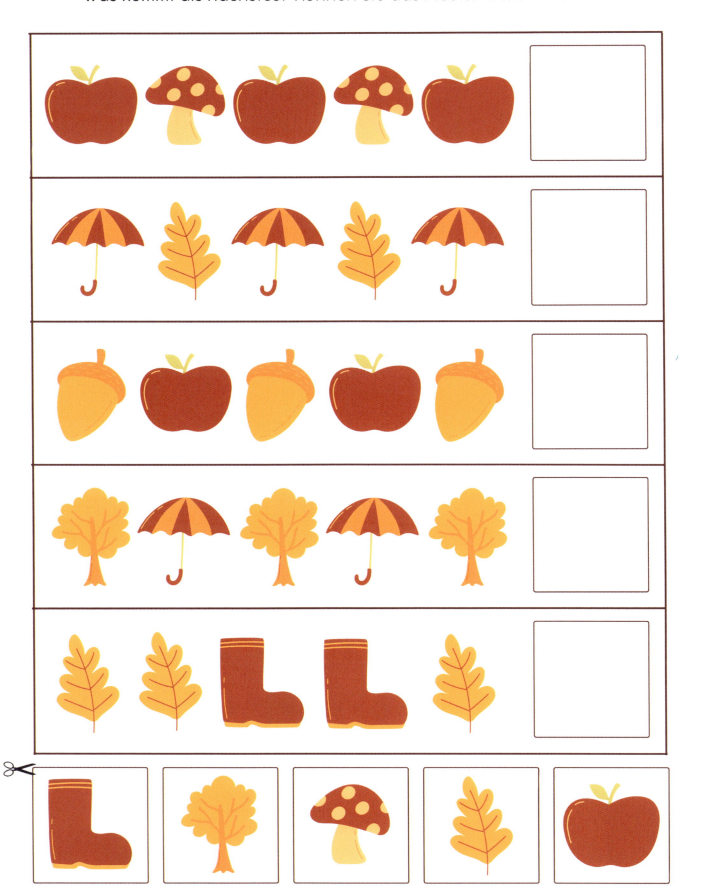

SUDOKU # 01

5				2		7		
4		2			9			6
		9		8	1		4	2
	5			7			3	
2	6		4			9	8	
	4			6	5		7	
	3	1	5					7
7				3	2		6	
	2				7	8	5	

SUDOKU # 02

		3		5			4	
4	1			8	3			2
	7		4			3	9	
6			8			2		
	5	2		9	1	4		7
		1		3			6	
	3			4			7	
1				6	7			3
5	6		3				9	4

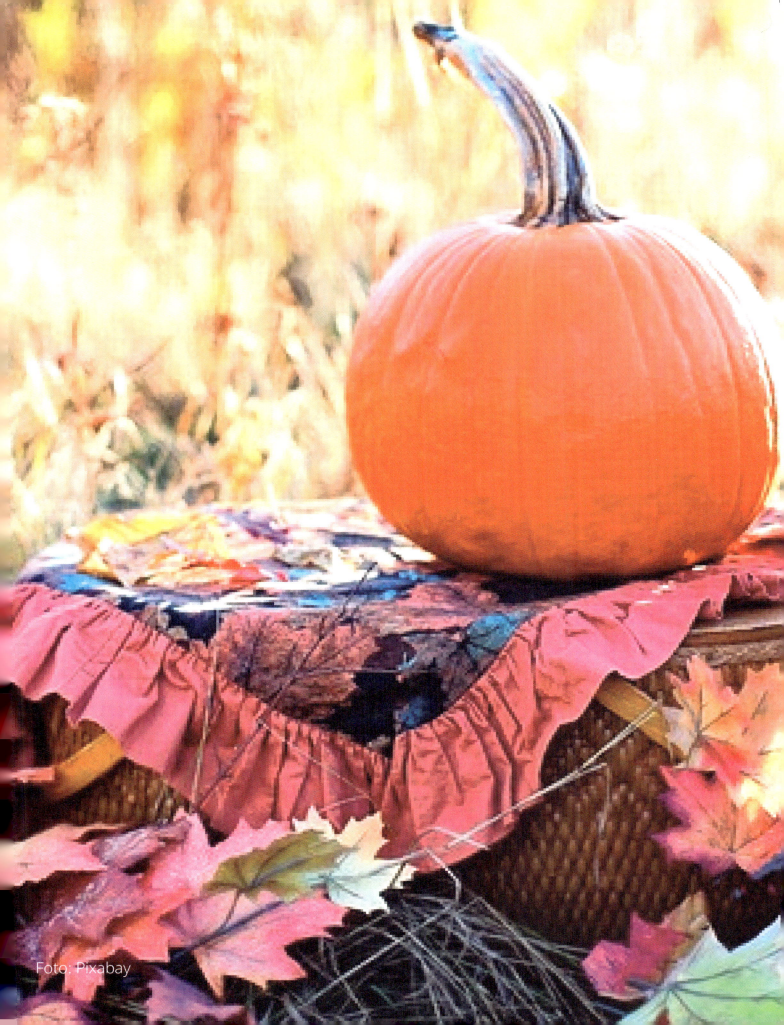
Foto: Pixabay

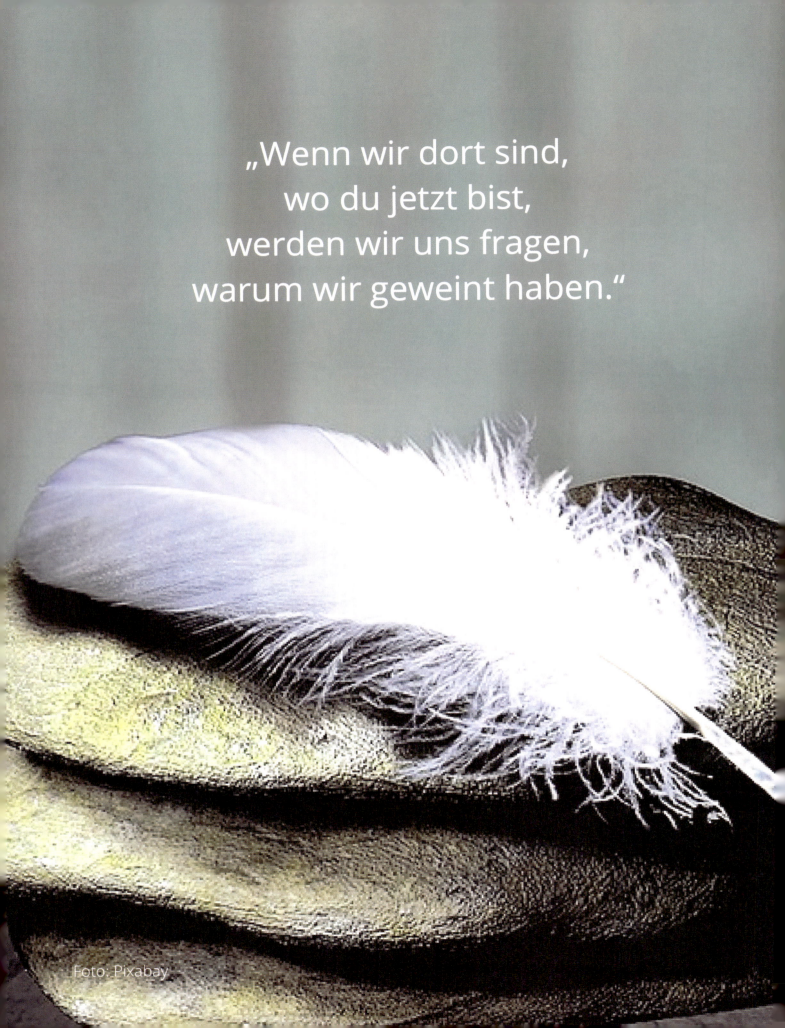

Allerheiligen - Allerseelen

Traditionell ist der Monat November auch der Monat an dem wir der Verstorbenen Gedenken

Das Hochfest der katholischen Kirche wird dem Kirchenjahr nach am 1. November begangen. Einen Tag darauf, am 2. November, wird der Totengedenktag Allerseelen gefeiert. Im Gegensatz zu Allerheiligen wird an Allerseelen nicht der Heiligen, sondern aller Verstorbenen gedacht.

Wer in den Abendstunden des 1. und 2. November die letzten Ruhestätten seiner Angehörigen besucht, dem bietet sich - vor allem in katholischen Gegenden - ein beeindruckendes Bild. Denn an Allerseelen werden die Friedhöfe von Hunderten sogenannter "Seelenlichtern" beleuchtet. Dies ist das feierliche Ende eines Doppelfestes, das am 1. November mit Allerheiligen beginnt.

Trauern ist ein fester Bestandteil unseres Lebens. Wir haben etwas oder Jemanden verloren und vermissen nun.

Geben Sie der Trauer Raum!
Sperren Sie sie nicht weg.

Nehmen Sie sich ein bisschen Zeit und denken Sie an ihre Lieben, das kann zwar weh tun ist auf Dauer aber heilsam.

Und meine Seele spannte weit ihre Flügel aus, flog durch die stillen Lande, als flöge sie nach Haus ..."

Joseph von Eichendorff

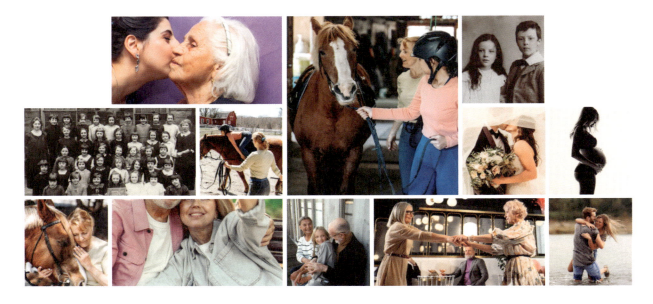

WIR ERINNERN UNS AN VIELE GEMEINSAME MOMENTE

Nutzen Sie die längeren Abende, nehmen Sie Schere und Klebstoff zur Hand und Fotos von sich und ihren Lieben die sie vermissen. Machen Sie sich ein Erinnerungsbild das Sie immer ansehen können wenn Ihnen danach ist.

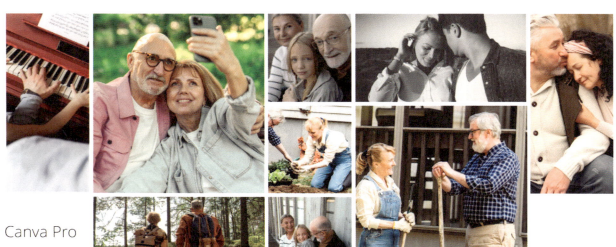

Fotos: Canva Pro

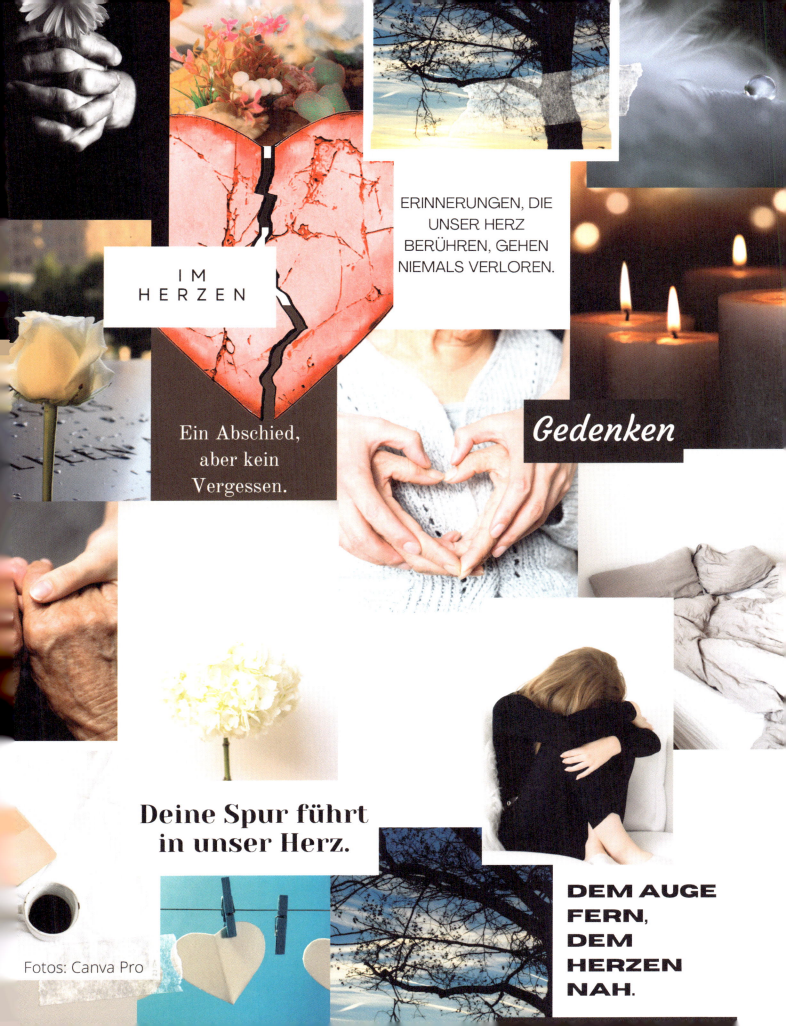

Die Kinder wollen zum Laternenumzug.
Können Sie Ihnen den Weg zu den Laternen zeigen?

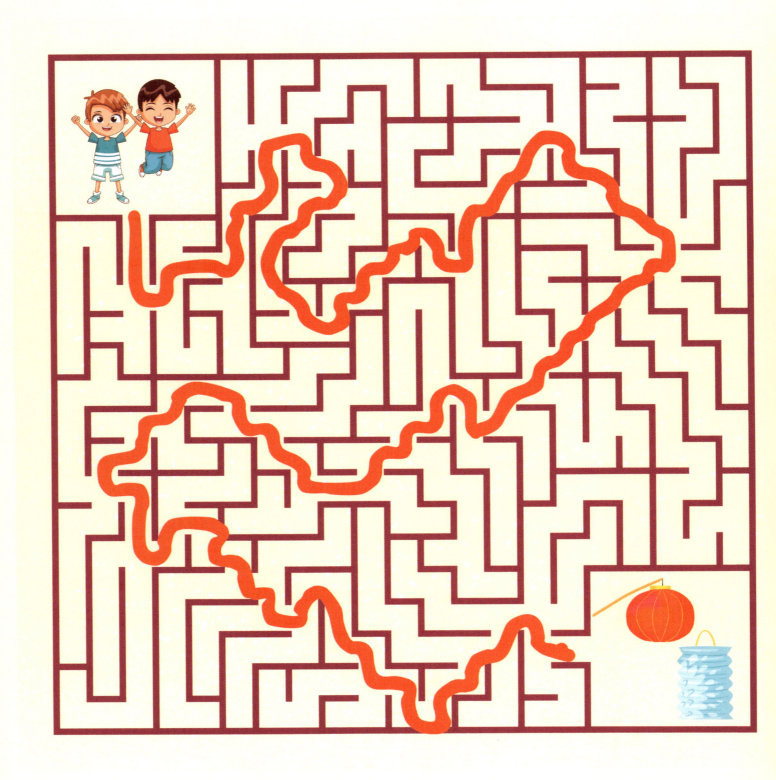

LÖSUNGEN

SUDOKU # 01

5	1	3	6	2	4	7	9	8
4	8	2	7	5	9	3	1	6
6	7	9	3	8	1	5	4	2
1	9	5	2	7	8	6	3	4
2	6	7	4	1	3	9	8	5
3	4	8	9	6	5	2	7	1
8	3	1	5	9	6	4	2	7
7	5	4	8	3	2	1	6	9
9	2	6	1	4	7	8	5	3

SUDOKU # 02

9	2	3	7	5	6	1	4	8
4	1	6	9	8	3	7	5	2
8	7	5	4	1	2	3	9	6
6	4	9	8	7	5	2	3	1
3	5	2	6	9	1	4	8	7
7	8	1	2	3	4	5	6	9
2	3	8	1	4	9	6	7	5
1	9	4	5	6	7	8	2	3
5	6	7	3	2	8	9	1	4

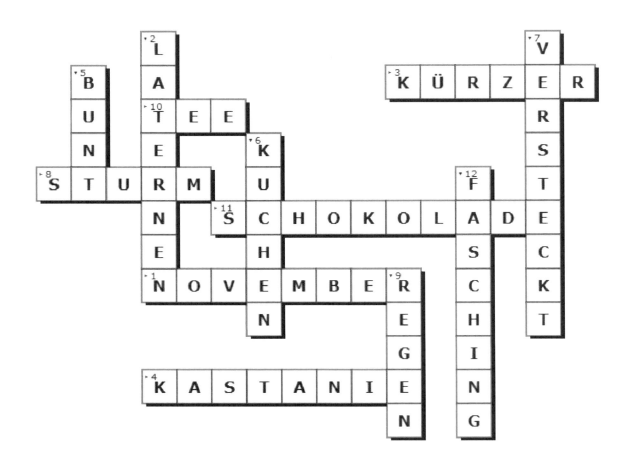

Herbst Alphabet

A Apfel, Apfelprojekt, Apfelbaumwiese, Allerheilgen, Allerseelen, Altweibersommer, Astern B Bäume, bunte Blätter, Bucheckern, Beeren, Birnen, Blätterfall, Brombeeren, Birnbaum C Chrysanthemen D Drachen, Dämmerung, Dunkelheit E Ernte, Eicheln, Eichhörnchen, Erntedankfest F Frost, Früchte, Früchtetee, Felder G Goldener Oktober, Gespenst, Gedicht-Leporello, Gedicht-Domino H Herbstfrüchte, Herbstferien, Herbstgedichte, Haselnüsse, Herbsträtsel, Holunder, Halloween, Hagebutten I Igel J Jacke K Kastanien, Kartoffeln, Kartoffelfeuer, Kartoffelkönig, Kürbisse, Krähe, Kohl, Kraniche L Laub, Laterne M Matsch, Maislabyrinth N Nebel O Oktober P Pilze Q Quitten R Regen S Sonne T Trauben U Unwetter V Vogelzug W Wind Z Zugvögel

LÖSUNG für Sankt Martin Suchsel

K	D	Y	C	D	S	V	E	S	Z	F	T	A	M	O	G	T	V	U	J
F	K	O	A	S	E	S	P	C	E	D	Z	R	A	F	E	K	H	B	Q
X	C	K	C	K	N	I	D	H	R	O	D	C	N	F	D	E	E	I	T
K	L	O	S	T	E	R	K	W	I	H	R	D	N	I	E	B	I	S	V
V	D	T	Q	Q	U	H	Y	E	N	H	F	E	F	Z	N	E	L	C	V
S	R	M	U	B	X	D	L	R	N	T	T	V	M	I	K	T	I	H	N
O	O	V	A	M	R	F	U	T	E	C	R	O	I	E	E	T	G	O	A
H	S	T	R	A	ß	E	N	Q	R	G	ä	R	V	R	N	L	G	F	R
N	X	D	S	H	M	H	A	C	U	R	U	W	Z	Z	N	E	T	X	M
S	P	U	U	I	K	O	D	A	N	U	M	E	B	O	A	R	G	G	E
T	F	R	H	L	K	F	W	A	G	I	T	G	Q	M	J	O	A	U	N
L	E	H	O	F	U	F	R	O	R	N	E	G	E	T	Y	F	H	K	Y
I	R	B	U	S	D	F	ü	R	C	H	T	E	R	L	I	C	H	U	H
E	D	L	X	B	K	ü	M	M	E	R	T	E	X	R	G	Q	I	G	W
D	K	A	F	E	E	X	O	H	ä	L	F	T	E	J	W	A	O	C	A
E	A	T	Z	R	D	O	E	R	L	E	B	N	I	S	G	H	A	Y	B
R	Q	E	Z	E	Z	I	E	H	E	N	I	F	K	T	L	S	W	O	U
J	F	R	L	I	U	H	R	A	H	I	I	M	C	P	X	B	E	G	B
C	U	N	T	T	B	O	V	N	M	Y	Q	O	M	W	N	J	A	I	Y
R	K	E	X	A	C	I	U	D	V	D	V	Y	D	E	H	V	U	F	M

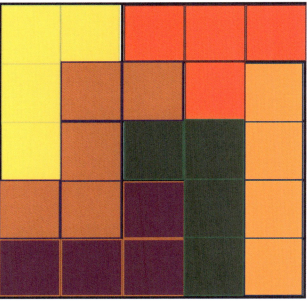

Move the Blocks - Key

Zusammen Singen macht Freude,
wie wäre es mit einem Liederbuch?

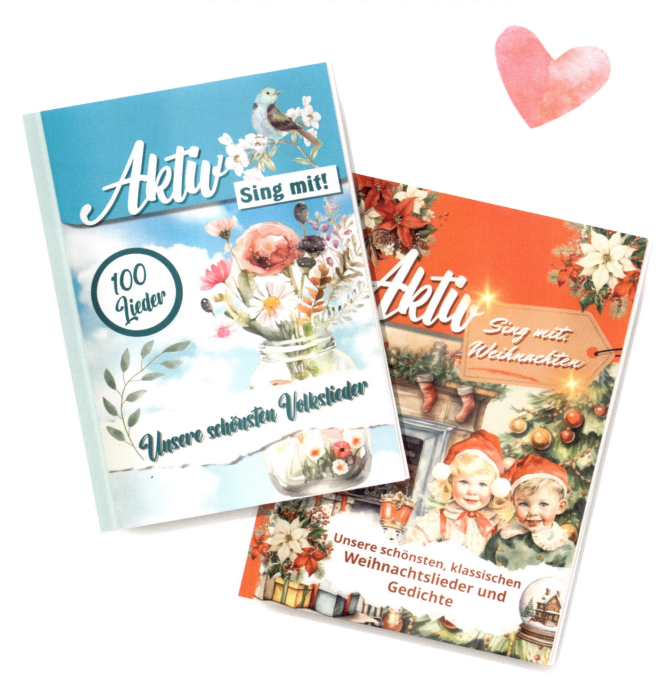

Mehr Hefte finden Sie bei Amazon unter meinem Namen
Bettina Kipper
oder besuchen Sie meine Seite unter
www.sogehtsmirgut.de
Ich freue mich auf Sie!

Printed in Poland
by Amazon Fulfillment
Poland Sp. z o.o., Wrocław